GOUVERNEMENT GÉNÉRAL DE L'ALGÉRIE

RAPPORT

SUR LES

VACCINATIONS

DANS LE CERCLE DE GÉRYVILLE

1900-1901-1902

PAR

M. COSTE

MÉDECIN-MAJOR DE 2e CLASSE
MÉDECIN-CHEF DE L'HÔPITAL MILITAIRE

ALGER
TYPOGRAPHIE ADOLPHE JOURDAN
IMPRIMEUR-LIBRAIRE-ÉDITEUR
4, PLACE DU GOUVERNEMENT, 4

1903

GOUVERNEMENT GÉNÉRAL DE L'ALGÉRIE

RAPPORT

SUR LES

VACCINATIONS

DANS LE CERCLE DE GÉRYVILLE

1900-1901-1902

PAR

M. COSTE

MÉDECIN-MAJOR DE 2e CLASSE

MÉDECIN-CHEF DE L'HÔPITAL MILITAIRE

ALGER

TYPOGRAPHIE ADOLPHE JOURDAN

IMPRIMEUR-LIBRAIRE-ÉDITEUR

4, PLACE DU GOUVERNEMENT, 4

1903

RAPPORT GÉNÉRAL

SUR LES

VACCINATIONS ET REVACCINATIONS

PRATIQUÉES DANS LE CERCLE DE GÉRYVILLE (S. O.)

Pendant les trois années 1900, 1901, 1902

RAPPORT d'ensemble sur les Vaccinations et Revaccinations dans le Cercle de Géryville, par M. Coste (Napoléon), *Médecin-Major de 2e classe, Chef de l'hôpital militaire de Géryville.*

1° Chiffre des Vaccinations

Le chiffre total des vaccinés et revaccinés, pendant les trois années 1900, 1901 et 1902, dans le cercle de Géryville dont la population totale est de 35,000 habitants a été d'environ 9,500. Les militaires de la garnison vaccinés à différentes reprises ne sont pas compris dans ce total général. Le temps, souvent limité, laissé aux vaccinations, les grandes distances à parcourir et les difficultés de toute nature n'ont pas permis, en général, de contrôler les résultats des sujets inoculés dans les diverses tribus du Cercle et d'en tirer les observations de circonstance. Cependant les interrogatoires auxquels nous soumettons régulièrement tous les indigènes de passage qui nous sont envoyés aux consultations du bureau arabe, porteurs des stigmates de la variole et vaccinés récemment, nous ont permis de recueillir quelques renseignements intéressants.

A Géryville, au contraire, où nous avons nous-mêmes pratiqué toutes les vaccinations pendant trois ans, nous avons pu suivre de près le résultat de ces opérations résumées dans le tableau suivant.

Le compte rendu a été fourni annuellement au service des affaires indigènes en même temps que l'état nominatif des vaccinés :

Relevé général des vaccinations et revaccinations pratiquées à Géryville pendant 3 ans

1900

Vaccinations 30 ; succès 25 ; pourcentage 83.3 %,
Revaccinations 63 ; 21 ; 33.3 %,

1901

Vaccinations 111 ; succès 102 ; pourcentage 92.7 %,
Revaccinations 488 ; 184 ; 37.7 %,

1902

Vaccinations 75 ; succès 70 ; pourcentage 93.3 %,
Revaccinations 353 ; 145 ; 41.4 %,

TOTAL : 1.120

2° Date des Opérations

Les vaccinations et revaccinations des indigènes dans les tribus ont été pratiquées à diverses époques de l'année. A Géryville, nous avons choisi l'automne, habituellement fin octobre ou commencement novembre, pour les raisons suivantes :

a) La température à cette époque là est généralement agréable et les sujets, n'ayant à redouter ni froid ni chaleur, se présentent en plus grand nombre dans les salles des écoles ou à l'hôpital où se font ces vaccinations.

b) La rentrée des écoles est terminée et grâce au zèle et au dévouement des instituteurs, le chiffre des enfants vaccinés est toujours plus élevé.

c) Enfin, l'envoi et la conservation du vaccin sont bien plus faciles que pendant l'hiver et surtout pendant l'été.

3° Nature du vaccin employé

Le vaccin employé a toujours été de la pulpe glycerinée envoyée par l'Institut Pasteur d'Alger au commandant supérieur du Cercle sur la demande du médecin. Ces tubes parviennent par la poste, enfermés dans des étuis métalliques. Autrefois ces étuis étaient placés dans les rainures découpées dans un morceau de bois, simplement entouré d'un papier, par suite peu protégés contre les heurts et surtout contre l'influence des températures variables. Actuellement ces tubes, groupés dans des étuis métalliques contenant de la sciure de bois, sont enfouis dans des trous creusés dans l'intérieur d'un léger morceau de bois, ce qui réalise un progrès sérieux au point de vue du transport et par suite de la conservation et de l'activité du vaccin. A notre avis les envois ne laisseraient rien à désirer, si, après que les tubes sont engainés dans les ouvertures des bois, ceux-ci étaient eux-mêmes entourés d'une couche de ouate de un centimètre d'épaisseur.

Dès la réception, la pulpe glycérinée est placée dans un endroit frais, à l'abri de la lumière et utilisée aussitôt que possible. Pendant les tournées vaccinales, les tubes, entourés de ouate sont placés au centre des cantines, au milieu des effets, pour les préserver, selon les circonstances, du froid ou de la chaleur. Un thermomètre placé à côté, indique les températures extrêmes et les précautions à prendre suivant les cas.

4° Mode opératoire

Nous avons renoncé complètement aux lancettes pour n'utiliser que le vaccinostyle individuel. Dans un pays où la syphilis est si fréquente, les lancettes, habituellement en petit nombre, sont difficiles à stériliser et si l'affluence des sujets est considérable, ce qui arrive souvent, cette stérilisation est souvent incomplète.

Quand on ne peut se procurer de l'eau en ébullition, ce qui arrive parfois, il est facile de stériliser le vaccinostyle à la flamme d'alcool d'une petite lampe que tout vaccinateur de tribu doit toujours emporter avec lui.

Conformément à l'instruction du 21 mai 1897 disant « qu'il est expressément interdit de pratiquer les inoculations par les procédés de grattage, de scarification ou de tout autre de même nature », nous n'avons utilisé que les piqûres, pendant l'année 1900 et la plus grande partie de 1901. La nouvelle instruction du 26 août 1901 autorisant les grattages, c'est à ce dernier procédé, qui nous paraît bien supérieur aux piqûres, que nous avons eu recours pour les vaccinations de 1903.

Les constatations sont faites le 8e jour et plus tard pour quelques vaccinés.

Résultat des vaccinations

Ce qui frappe dans le relevé général des vaccinations opérées, c'est l'augmentation sensible des succès obtenus annuellement. Cette augmentation paraîtra encore plus évidente, si nous ajoutons que 65 enfants vaccinés à Géryville avec succès depuis moins de quatre ans ont été revaccinés en 1902 et, chose curieuse, ont donné huit succès bien nets, ce qui trouble un peu les notions courantes sur l'immunité vaccinale que l'instruction de 1901 fixe à 8 ans, à moins que cette immunité en Algérie et dans les pays chauds soit de plus courte duré, ce que nous croirions volontiers. Cette augmentation sensible du pourcentage nous paraît due principalement aux causes suivantes :

a) Remplacement des piqûres par le grattage. Comme le dit fort bien M. le Professeur Vaillard dans son rapport de 1901, au Comité technique de santé militaire, la pulpe glycérinée étant « non pas fluide, mais sirupeuse, melliflueute », pénètre difficilement par piqûre et « se trouve déposée, non dans le pertuis cutané à direction oblique, mais au pourtour de la brèche épidermique » et entraînée souvent par le sang qui coule. Avec le grattage léger « rien ne se perd ». Il nous paraît réellement le procédé de choix pour la vaccination au moyen de la pulpe glycérinée.

Il résulte, en effet, d'une série de vaccinations faites en 1901, que les deux procédés appliqués dans des conditions identiques ont donné comme résultats :

Vaccination par piqûre	26 %
Vaccination par grattage............	39 %

Aussi n'avons-nous utilisé que le grattage en 1902.

b) Emploi plus rapide de la pulpe glycérinée. Nos vaccinations dans la population civile se font toujours avec le même vaccin, en deux séries espacées de quelques jours. La première comprend tous ceux qui répondent à l'appel fait par les autorités locales.

A la seconde série appartiennent les retardataires assez nombreux, qu'on ne peut vacciner au jour le jour et à qui on fixe définitivement une date un peu éloignée pour ne pas recommencer ces opérations à diverses reprises et perdre une notable quantité de vaccin. Les opérations de la seconde série ont toujours donné un pourcentage un peu moins élevé.

e) Enfin, nous ajouterons comme cause probable d'un plus grand succès, l'envoi plus soigné, par le centre vaccinogène, des tubes de vaccin. Si les résultats obtenus par les deux vaccinateurs qui avec nous ont pratiqué pendant ces trois années les inoculations vaccinales dans le cercle de Géryville, présentent un pourcentage moins élevé, en moyenne 28 %, nous croyons, après communication verbale de leurs procédés, devoir l'attribuer à peu près aux mêmes causes ; emploi par l'un d'eux des vaccinations par piqûres, utilisation tardive de la pulpe glycérinée, insuffisance des précautions prises pour mettre le vaccin qui est loin d'être une matière inerte, à l'abri des chocs et des variations brusques de température ; enfin, précautions insuffisantes après inoculation pour laisser au vaccin toute son activité.

Accidents consécutifs

Nous n'avons à signaler comme accidents consécutifs que 4 légères lymphangites. Si l'on tient compte que le vaccinateur opère ici sur des sujets d'une malpropreté souvent repoussante, le petit nombre d'accidents sérieux est vraiment surprenant. Nous croyons devoir l'attribuer en grande partie à l'utilisation du vaccinostyle individuel bien stérilisé et à l'emploi de pansements aseptiques que l'installation à l'hôpital d'une étuve Vaillard rend d'une facile préparation.

Vaccination et Variole

Grâce à l'intervention énergique des pouvoirs publics et du commandant, grâce à la vigilance et au zèle des vaccinateurs, la variole autrefois si fréquente dans le Cercle et même à Géryville, comme en font foi de nombreux visages d'arabes stigmatisés par cette redoutable affection, a presque disparu de la région, non-seulement parmi la population européenne, mais même parmi les indigènes.

Mais si elle est rarement constatée aujourd'hui, elle est loin d'être éteinte partout dans le cercle. Il résulte même des renseignements qui nous ont été fournis qu'elle est endémique dans quelques ksours éloignés de Géryville. En outre, il est à craindre que les nombreux pélerinages d'indigènes qui, en 1902, ont quitté le pays pour se rendre à la Mecque, foyer intensif de la variole, ne donnent une nouvelle expansion à cette redoutable affection que les arabes voient apparaître avec terreur.

Depuis que le commandement délégue des médecins pour vacciner dans les tribus du cercle, les indigènes frappés d'une part de l'innocuité de cette petite opération et de l'autre de l'immunité qu'elle crée, accepte très volontiers la vaccination française dont ils ont constaté les excellents résultats. Aussi ne saurait-on trop se préoccuper de cette question de la vaccination, malheureusement pas assez régulièrement pratiquée dans les centres éloignés voisins des zones désertiques, où elle n'a pas complètement détrôné la variolisation qui se pratique toujours.

Voici, à titre de document, comment se pratique cette variolisation d'après les renseignements fournis par les « toubibs » arabes, entre autres Safi ben Mohamed, de la tribu des Deraga : L'indigène chargé de cette opération inocule le liquide tiré du bouton d'un varioleux sur le dos de la main gauche, entre le pouce et l'index, à la racine de ces doigts. Avec un couteau bien affilé l'opérateur fait à l'endroit indiqué de petites entailles, sur lesquelles est appliqué le virus recueilli sur la lame. Les inhalations ou absorption de virus ne sont jamais pratiquées.

Il est inutile d'insister sur de pareilles pratiques et actuellement surtout, en présence d'une expansion possible de la variole, il importe de veiller, non seulement à ce que les vaccinations soient régulièrement et universellement pratiquées, mais aussi de convaincre l'indigène, d'abord, que la variolisation constitue un grand danger, ensuite, qu'elle peut et doit être remplacée par la vaccination, dont le principe fondamental a été consacré par le Comité consultatif d'hygiène publique de France dans les termes suivants : « Il n'y a qu'un seul moyen, et ce moyen est infaillible, de prévenir et d'arrêter les épidémies de variole, c'est la vaccination ou revaccination ».

Cette fréquence relativement grande de la variole

dans certains douars nous a permis de recueillir, sur cette affection, quelques renseignements qu'il nous paraît utile de faire connaître.

Pendant nos consultations du Bureau arabe ou de l'Hôpital, où nous avons vu défiler, en raison des nombreux convois organisés à Géryville, le quart de la population du cercle, nous avons soumis à des interrogatoires médicaux le plus grand nombre possible d'indigènes porteurs des stigmates de la variole. Le résultat de nos recherches a été le suivant : La variole sévit exceptionnellement sous forme épidémique. Elle est endémique surtout dans certains ksours du sud-ouest, très rare chez les nomades et les pasteurs des Hauts-Plateaux.

C'est entre 10 et 15 ans qu'elle fait le plus de victimes. 207 sur 275 variolés soumis à notre examen avaient plus de 10 ans et moins de 20 ans. Rare chez les tous jeunes enfants, elle est exceptionnelle chez les vieillards.

Sur 275 variolés, 198 n'avaient jamais été vaccinés. Les décès pour les indigènes n'ayant jamais subi l'inoculation vaccinale seraient bien approximativement dans la proportion de 1 sur 4.

60 variolés auraient été vaccinés 1 fois. Les décès d'indigènes n'ayant également subi qu'une seule vaccination avec ou sans succès, ce qui est souvent difficile à préciser, donneraient une proportion de 1 sur 6 atteints de variole.

Enfin 17 auraient été vaccinés et revaccinés plusieurs fois. Nos recherches ne nous ont permis de trouver qu'un seul décès parmi les Arabes ayant subi plusieurs fois l'inoculation vaccinale.

Aucun des variolés interrogés n'a eu deux fois la variole.

Nous avons été plus loin dans ces études sur la variole en soumettant à la vaccination 57 variolés. Résultat : 8 succès très nets, dont 4 après une première vaccination, 2 après vaccination et revaccination, 2 après des vaccinations successives. 4 des variolés vaccinés avec succès avaient contracté la variole depuis 9 et 11 ans. Pour les autres, les atteintes remontaient à plus de 20 ans. Nous regrettons que notre départ de Géryville ne nous permette pas de continuer ces recherches.

En raison des menaces de variole, nous avons en 1902 revacciné tous les enfants des écoles. Sur 120 sujets, 65 avaient été vaccinés avec succès depuis moins de 4 ans et ont pourtant donné 8 succès positifs. La vaccination positive antérieure était confirmée à la fois par l'état fourni par le vaccinateur et par l'interrogatoire des intéressés.

Observations générales

Les vaccinations étant pratiquées d'une façon irrégulière dans les tribus, tantôt annuellement, tantôt à de plus grands intervalles, selon les demandes des intéressés, l'avis du commandement, l'initiative des vaccinateurs, il y aurait grand avantage à régulariser les tournées de vaccination. Quand un médecin est chargé, comme nous l'avons été à différentes reprises de procéder aux vaccinations, il n'a pour se guider aucun dossier pouvant le renseigner sur les opérations de cette nature précédemment faites.

Il y aurait, croyons nous, grand avantage à ce que chaque Bureau arabe possède un registre de vaccinations, sur lequel seraient résumées ces opérations avec tous les renseignements et observations qu'elles comportent. Il est fastidieux et, croyons-nous, inutile de reproduire les nom et nationalité de toute personne vaccinée annuellement, mais ne pourrait-on pas simplifier ce compte rendu et le faire plus pratique, en demandant par exemple à chaque vaccinateur, à la fin de ses tournées, de fournir un simple tableau, du modèle suivant, qui serait consigné sur un registre spécial tenu par le Bureau arabe?

Registre des vaccinations

NOM DU VACCINATEUR	Date de l'opération	Âge de la pulpe vaccinale	Chiffre de la population	NOMBRE D'INOCULÉS — Vaccinés	NOMBRE D'INOCULÉS — Non vaccinés	NOMBRE D'INOCULÉS — Vaccinés et revaccinés	Vaccinés et revaccinés. Combien de fois?	Succès	Observations
Tribu A........	»	»	»	»	»	»	»	»	
Tribu B........	»	»	»	»	»	»	»	»	
Tribu C, etc....	»	»	»	»	»	»	»	»	

Après avoir consulté ce registre, qu'il saurait toujours trouver au Bureau arabe, le nouveau vaccinateur, à qui pleine liberté est en général laissée, trouverait là des renseignements précieux. En outre, avantage plus important encore, l'autorité compétente pourrait, après avoir consulté ce dossier, modifier par exemple l'itinéraire à suivre, suivant les besoins et les menaces d'épidémie. En tout cas, on saurait toujours quelles sont les tribus visitées.

Pour simplifier l'œuvre de statistique du vaccinateur, les états nominatifs, que peu de personnes consultent, devraient à notre avis être remplacés par des états simplifiés établis par tribu. Seul le nom du chef de famille y figurerait, portant en regard le nombre de vaccinés ou revaccinés de cette famille, avec les résultats positifs ou négatifs.

Conclusions

1° Le chiffre des vaccinations et revaccinations pratiquées dans le cercle de Géryville, en dehors de la garnison, pendant les trois années 1900, 1901 et 1902, a été de 9,500, dont 1,120 pour Géryville.

2° L'époque de l'année qui nous paraît la plus favorable pour ces opérations est l'automne, en raison de la douceur de la température, des plus grandes facilités de vaccination et de conservation plus facile de la pulpe glycérinée.

3° C'est la pulpe glycérinée envoyée par le centre

vaccinogène d'Alger qui est le vaccin utilisé dans le cercle. Elle paraît donner un pourcentage plus élevé depuis que l'envoi est fait dans des conditions satisfaisantes, qui mettent les tubes à l'abri des heurts et des variations de température. En tournée, le vaccin doit être protégé par des vêtements contre les températures extrêmes qu'un thermomètre, placé contre les tubes, pourra signaler à l'attention du vaccinateur.

4° Le procédé par *grattage*, avec le vaccinostyle individuel, a toutes nos préférences et nous lui attribuons plus de succès qu'aux autres méthodes.

5° La date de l'emploi du vaccin nous paraît également avoir de l'importance. Plus tôt la pulpe est utilisée, plus élevé est le pourcentage.

6° Nos recherches sur la variole nous ont conduit aux conclusions suivantes :

— C'est entre 10 et 15 ans que cette affection fait le plus de victimes. Rare chez les tout jeunes enfants, elle est exceptionnelle chez les vieillards.

— Plus on a été vacciné et revacciné de fois, moins grave est la variole, moins nombreux sont les décès.

— La variole ne donne pas une immunité absolue contre le vaccin. Cette immunité peut disparaître après neuf ans. Comme on a cité quelques cas de double atteinte de variole chez un même individu, bien que nous n'en ayons pas constaté nous-même, nous estimons que le variolé doit toujours se faire vacciner en temps d'épidémie et, en tout cas, il sera prudent de le faire si sa variole remonte à plus de neuf ans.

7° L'immunité créée par le vaccin nous a paru, dans quelques cas, ne pas dépasser 4 ans.

Dans leur ensemble, l'immunité vaccinale et l'immunité variolique seraient de moins longue durée en Algérie qu'en France, dans les pays chauds que dans les pays tempérés.

8° Il y aurait tout avantage, pour le commandement et les vaccinateurs, à ce que le service des affaires indigènes possède un dossier simplifié (registre des vaccinations) de toutes les opérations pratiquées dans le cercle.

9° Pour la prompte utilisation du vaccin, le centre vaccinogène devrait prévenir à temps le vaccinateur de l'envoi ultérieur de la pulpe glycérinée à une date fixe, ce procédé permettant à l'opérateur de prendre en temps utile toutes ses dispositions.

Géryville, novembre 1902.

Le Médecin-Major de 2e classe,
Médecin-chef de l'hôpital militaire,

COSTE.

ALGER. — TYPOGRAPHIE ADOLPHE JOURDAN. — ALGER.

ALGER. — TYPOGRAPHIE ADOLPHE JOURDAN.

3 7531 06168174 9

www.ingramcontent.com/pod-product-compliance
Lightning Source LLC
LaVergne TN
LVHW052022160826
845678LV00003B/1169

* 9 7 8 2 3 2 9 6 4 0 1 6 7 *